ゾクゾクする AIで 変わり果てる 医療の世界

郭 水泳
KAKU SUIEI

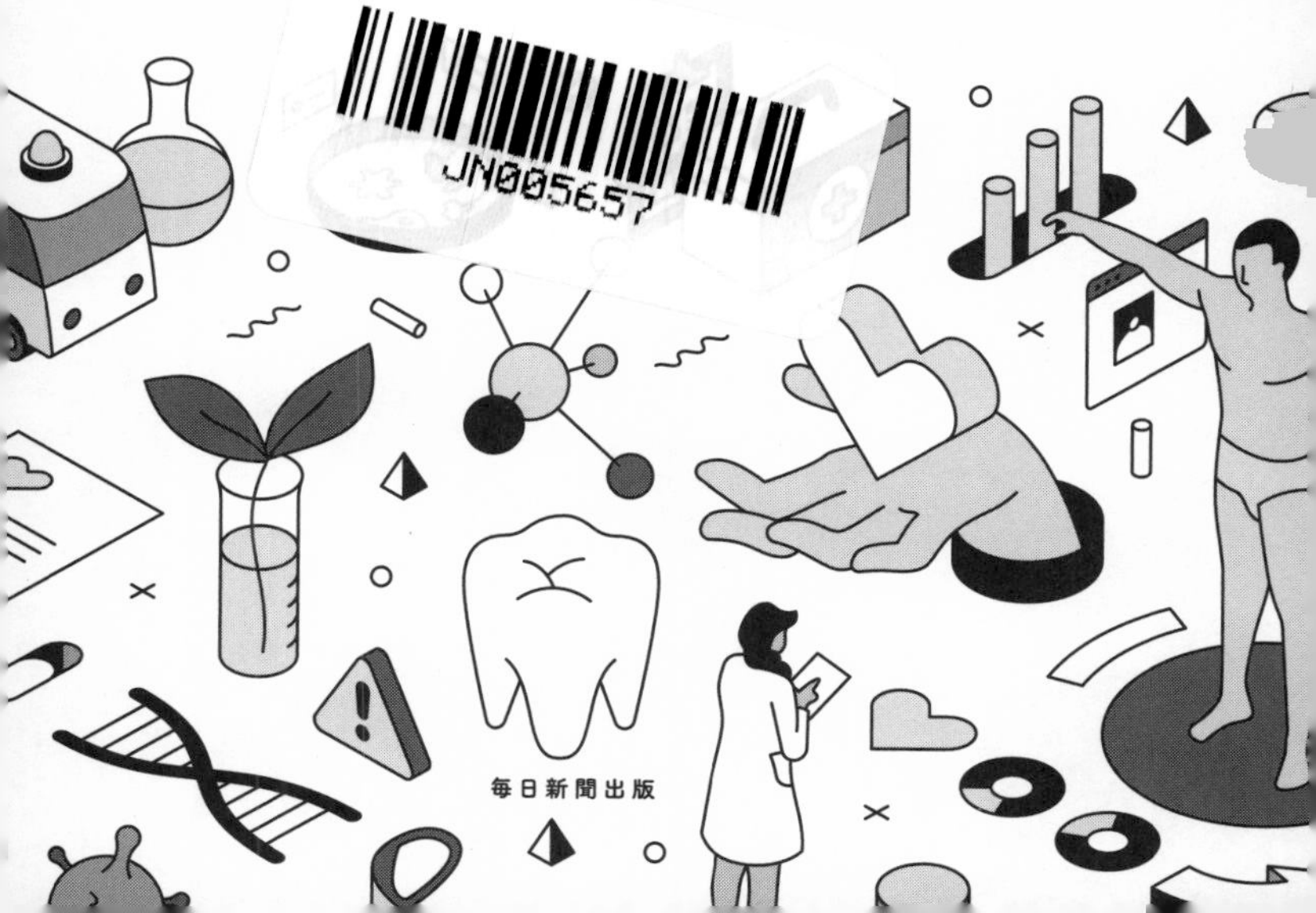

毎日新聞出版

はじめに

ＣｈａｔＧＰＴが２０２２年11月に対話型ＡＩとして発表されてから、世の中はＡＩの話で持ちきりです。ＡＩは、ＣｈａｔＧＰＴだけに限らず、あらゆる場面で世の中を変えようとしています。

その中でも比較的影響が小さいと思われていた医療の世界が、巨大地震並みの変化に襲われようとしていることについて、警鐘を鳴らしたいと思っています。

医療の世界は、ヒトの生活の中でも、とても重要な面を持っているので、決しておろそかにすることはできません。

ＡＩによって多くの職種が、その存在価値をおびやかされる可能性があるといわれています。つまり、現在の医療の世界も、崩壊する危険性があるのです。本書では、これらの危機について医師の立場から検証してみたいと考えました。

本書の内容は、医療の世界にとっては、壮絶な未来の物語となります。したがって、医療の世界に身を置く筆者としては、実のところ書きたくないテーマではありますが、機を失することなく、今書かなくてはいけないという使命感を抱いています。

このまま人々に何も知らせないままでいることは、２０１１年３月11日の東日本大震災で発生した大きな津波によって死者・行方不明者が２万人を超えた災害の再来をみすみす受け入れるような思いがするのです。ＮＨＫの人気番組『チコちゃんに叱られる』でおなじみの「ボーッと生きてんじゃねーよ」と叱られてしまうかもしれません。だからとても大切なテーマだと考えています。そして、医療が崩壊する前になすべきことを、ぜひとも一緒に考えましょう。

みなさんは医療が変わり果てたらどうなるかを考えたことがありますか？　これはとても大事なことです。考えてみれば、今まであって当たり前の身近な医療が利用できなくなるかもしれないのです。

私も、real talk meter（リアル・トーク・メーター）というアプリを開発した者として、ささやかな加害者の一人だと自覚しています。

医療崩壊する前に私たちがなすべきことはなんでしょうか。みなさんと一緒に考えていきたいと思います。

もくじ

第4章 AIとの良好な付き合い方とは

装丁　萩原弦一郎（256）
組版　明昌堂

第1章

AIがもたらす医療の変革

AI技術の進歩

世の中では、AIドクターやAIナースが登場するなど、AIの進歩が医療の世界に大きな変革をもたらすことが、明らかになっています。

AI技術が医療現場にもたらすメリットの例をひとつ挙げたいと思います。医師には、患者や家族に、患者の現在の状態や治療方針などを伝える「病状説明（いわゆるムンテラ）」という業務があります。さらにその後、病状説明の要点をまとめた文書を患者と家族に渡さなければならないという法律上の義務があるのですが、それを作成するための作業が大変なストレスとなります。また、業務の負担が大きいため、いつも疲れている状態が続いているのです。つまり、巷の医師はいつも疲れている状態で患者さんの診療に従事せざるを得ないのが現実なのです。

そこで、私が開発したreal talk meter（リアル・トーク・メーター：RTM。別名：言葉の救世主）というアプリが力を発揮するのです。このアプリもAIの一角をなすもので、多忙な医師の業務を軽減させることができます。real talk meterの最新版は、医師が話した内容を録音すると同時に、ChatGPTを応用して小学生にもわかるような文章でテキストに書き出して、さらに短い文章に要約して印刷までしてくれる優れものなのです。

医師が話した内容の要点を短い文書にして患者と家族に渡すことで、後になって、医師と患者・家族との間で「言った」「聞いてない」という不毛な論争やトラブルを避けることができます。つまり、このアプリによって、医師は医療訴訟のリスクからも解放されて、安心して医療に従事できるのです。

このアプリは医療現場だけでなく、保険業界や銀行業務での対話でも

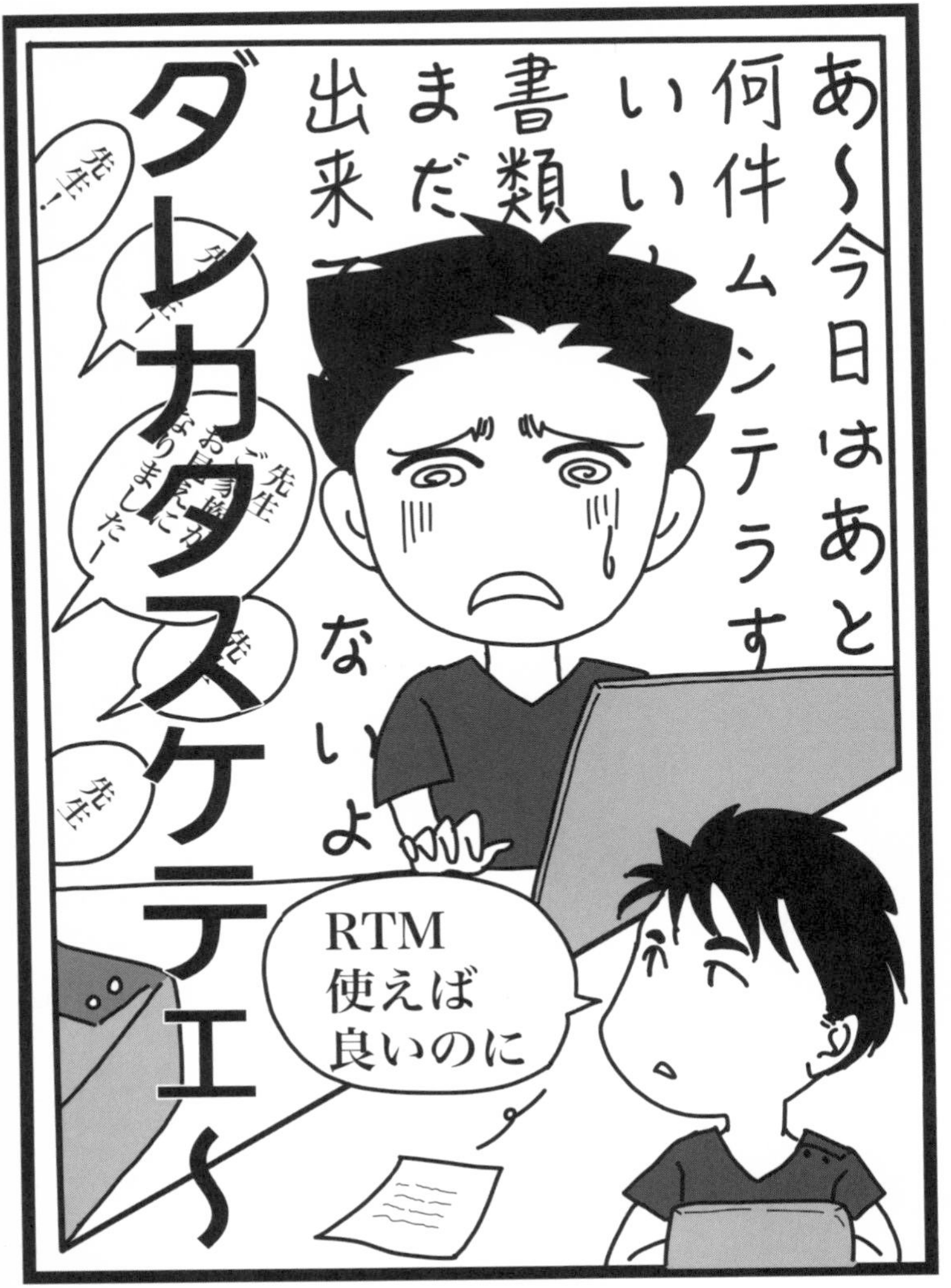

あ〜今日はあと
何件ムンテラす
いい
書類
まだ
出来
ないよ
ダレカタスケテェ〜
先生！
先生
先生
RTM
使えば
良いのに

活用されていますし、それだけにとどまらず、コールセンターでも大いに役立つことが期待されています。ちなみに、このアプリのアイデアは国際特許を得ています。

AIドクターの登場

AIドクターの話をしましょう。AIドクターはアメリカではすでに一部許可されていて、実働が報告されています。日本でも5年から10年以内には、許可される可能性があります。

では、AIドクターとはどんなものなのでしょう。

みなさんは、WATSON（ワトソン）というコンピューターの名前を聞いたことがあるでしょうか。近年、東京大学医科学研究所で、ある難治性のがん患者に投与する抗がん剤の選択にコンピューターＷＡＴＳＯＮを使用したところ、もっとも適切な抗がん剤を選択してくれて、その結果、患者に素晴らしい治療効果が得られた、ということです。

これと同じ効果が、ＡＩドクターに期待できるのです。ＡＩドクターは病気の診断や治療法の選択においては、一般の医師よりも優れていると言われています。しかも、24時間連続して働いても疲れることがないので、人間の医師とは違って、疲れているために誤った判断をするという危険がありません。

また、人間のように感情的に反応することもないので、患者を怒ることもないし、患者とのトラブルも起きないのです。さらに、プログラムを改良しているので、患者とのコミュニケーションも抜群で、雑談にも楽しく対応してくれるようになっています。

したがって、世の開業医には強力なライバルになるでしょう。そして、おそらく、かなりの数の開業医がＡＩドクターに患者を奪われて、廃業に追い込まれることが想像できます。特に、内科の開業医が大変な影響を受けるはずです。さらにその影響は、内科にとどまらず、皮膚科や眼科、神経科や病理診断医、神経放射線診断医にも及ぶことでしょう。

開業医の未来

ところで、２０２１年の時点での開業医の数はおよそ10万施設ですが、近い将来にはその80〜90％が廃業せざるを得ない可能性があるとささやかれています。大変な事態です。

さらに言えば、この現象は開業医にとどまらず、総合病院の内科にも同様の影響があるはずです。総合病院での内科が果たしている経営的な効果がなくなるということは、総合病院の経営難にもつながる問題です。

ここで週刊東洋経済編集部編『病院が壊れる』（東洋経済新報社、2020年）を紹介しましょう。この本の中では、病院が壊れる原因として将来の医師不足を指摘していますが、AIドクターが登場すると、このようなリスクはなくなります。ただし後述するように、別の新しいリスクが生まれることになりますが。

開業医の将来は暗いものですが、あえて生き残り策を求めるとすれば、AIドクターにはない人間的なコミュニケーションの力を発揮して、患者さんを引き止めるしかないかもしれません。経営上の効果を実感できるかどうかははっきりしませんけど。

開業医神話の崩壊

ここで一冊の本を紹介します。河合雅司著の『未来の年表 業界大変化瀬戸際の日本で起きること』（講談社現代新書、２０２２年）です。この中に、「２０３０年頃には、『患者不足』に陥る」とか「『開業医は儲かる』という神話の崩壊」といった記載があります。

その理由としてこの本の中では少子化問題を挙げていますが、それとは別に、ＡＩドクターの影響が大きくなるかもしれません。

患者不足が深刻になったからといって、開業医は他業種のように〝値上げ〟で対応することはできないのです。すべての診療行為の〝値段〟は国が定める診療報酬で決まっているからです。

そのため多くの開業医が、自由診療に活路を見いだそうとして美容外科への転身をはかっています。美容外科医としての十分な研修や技術がないまま新規開業して施術することで、結果として、医療訴訟やトラブルが増加し、問題となっているのです。

さらに、患者不足に対応するために、患者数が比較的多い都市部への開業医の移動が顕著になり、郊外の多くが無医地区に陥る可能性も指摘されています。まったくもって今までに経験したことがない事態の到来です。

AI時代に生き残る職業・人

次の本は、山本康正著の『アフターChatGPT―生成AIが変えた世界の生き残り方―』（PHPビジネス新書、2023年）です。

この本の中では、ＣｈａｔＧＰＴに「ＡＩがどれだけ進化しようとも、生き残る可能性が高い仕事や業界は？」と問いかけたら、「法務の仕事もＡＩが代替する」と述べたと書かれています。さらに、「ＡＩコンシェルジュがポケットにいる時代が来る」など、恐ろしいまでの予測を述べているのです。また、「価値が高まるのはビジョンを描ける人」だとも断定しているのですが、参考になりますか？　指示されたことをただ行うのではなく、自分で問いを作り出せるような人材が求められていくのです。

岡野原大輔著の『大規模言語モデルは新たな知能か――ＣｈａｔＧＰＴが変えた世界』（岩波書店、２０２３年）では、「ＡＩの補助で仕事の構造が変わっていく」と題して、プログラマーや士（師）業、カウンセラーなどの仕事が自動化される可能性が高いとか、画像生成系ＡＩの登場によって、デザイナーやクリエーターの仕事も同じ運命をたどると指摘していています。もしも運よく自動化されずに残ったとしても、その役割は以前の1割以下になるだろう、とも述べられているのです。

また、「人はこうしたツールを飼いならせるか？」という問題もあります。1968年の映画『2001年宇宙の旅』の中で搭載されたコンピューターのHAL9000とヒトが戦ったように、人間に対して反乱を起こした人工知能にヒトは勝てるのか？　と問いかけています。ちなみにこの映画では主人公とHAL9000の壮絶な戦いの末、運よく人間側が勝利して幕を閉じていますが、ヒトが負けるシナリオは恐ろしくて書けなかったのでしょう。

ＡＩに仕事を奪われる？

その他のデメリットを考えてみましょう。ＡＩがあらゆる職種に大きな影響を与えることは、いろいろな研究機関の調査によって明らかです。つまり、単純な仕事は単純なロボットに代替されるし、複雑なホワイトカラーの仕事は優秀なＡＩで代替されるということが、はっきりしています。

その結果、１８１１年から１８１７年にかけてイギリスで起きたラッダイト運動（機械の打ち壊し運動）のような、労働者の大規模なストライキや反乱が起きるかもしれないのです。

さらに言えば、今盛んに研究されている自動車の自動運転の技術が完成したら、タクシーやバスの運転手は、仕事をＡＩに奪われることになるかもしれません。

2024年問題はAIドライバーで解決

ところで、みなさんは「2024年問題」はご存じでしょうか？　つまり、物流を担う長距離トラックのドライバーに関して、時間外労働時間を年960時間に制限するという規制強化を国が法律で決めたことによって、日常的な物流が滞ると予想されていることです。

ただし、このことは、翌年の2025年に開催される大阪万博で、自動運転車が紹介・展示されることによって解消されるでしょう。自動運転車に搭載されるAIドライバーがその役割を果たしてくれるのです。

そうすれば、自動車教習所に通って運転免許証を取る必要もなくなるはずですし、交通渋滞の原因となることで評判が悪い仮免許の運転もなくなります。その結果、一般のドライバーやタクシーの乗客にとってはイライラすることもなくなるのでハッピーですし、このことで喜ぶ人の笑顔が目に浮かぶほどです。

しばらくは人間のドライバーが運転する車と、ＡＩが搭載された自動運転車が入り乱れて道路を走る過渡期を経て、いずれは自動運転車が主となる世界になる可能性があります。

ＡＩドライバーによる自動運転では自然渋滞も消滅するらしいです。したがって、交通事故もほとんど「ゼロ」になるでしょうから、損保会社の経営は大丈夫なんでしょうか。心配ついでに言えば、最近の就職活動の花形である損保会社への入社希望者が激減してしまうことでしょう。

自動運転によって交通事故が激減するので、悪評が絶えない交通警察官も幸いその多くが失業することでしょう。これも一大事です。

ついでに言えば今話題になっている「高齢者の運転免許証を返納すべき」というキャンペーンも、「高齢者いじめ」として無意味となるでしょう。考えてみてください。手足に不自由がない若者が、足腰が弱って車が必需品の高齢者から自動車を取り上げるのですか。高齢者ドライバーによる事故が問題なら、なぜに高齢者専用の自動運転車を製造してくれないんですか？　メーカーがその気になればすぐに解決できることなのに、です。

また別の視点で言えば、自動車関連で働いている人々の雇用はどうなってしまうのでしょうか？　参考までに言えば、タクシー運転手の数は、およそ23万人（２０２３年）。バスの運転手さんの数はおよそ11万人（２０２３年）、電車の運転手さんはおよそ４万人（２０１２年）と言われています。

このことは自動車の場合だけではなく、電車の運転手や船舶も同じ運命にあるのです。合わせて数十万人を超える人たちが職を失うかもしれないのです。彼らの再雇用も大変なことで、社会不安が出現するかもしれません。数十万人といわれるタクシー運転手が一斉に失業するなど想像ができますか？　おそらく大変なストライキが起きることでしょう。

AIナースの衝撃

自動運転車の件ではデメリットとメリットが相殺されることで解決しますが、医療の世界ではそう簡単ではないようです。

ついでに医療の点で言えば、AIナースの登場も、良い意味で衝撃的です。実際のナースが自分のアバター（分身）を作成して、患者さんと会話ができるようになるのです。しかも、たとえば橋本環奈さんのような、とても美人で優しいナースになるようプログラムされているので、トラブルになることはありません。男性の患者さんには好評でしょう。

待ってください、女性の患者さんには木村拓哉さんのようなステキなアバター（分身）が用意されると思いますので心配しないでください。患者さんが老眼鏡のメガネをかけるように特殊なメガネをかけるだけで、ナースのアバターがまるで本物の担当ナースのように話をしてくれるように感じられるのです。

もちろん、医療の相談事にとどまらず、子育てや子どもの教育、相続や姑とのトラブルの解決法などの雑談にも気軽に応じてくれるのです。しかも眠れない夜にも、優しく、いやがらずに、患者が納得いくまで、対応してくれるのです（AIナースについては、拙著『わくわくするAI×医療の世界―看護師不足は人工知能で解決！―』（毎日新聞出版、2023年）をご参照ください）。

このＡＩナースが当たり前になれば、病院経営者としては、こまごまとした、嫌な要求が絶えない人間のナースよりもＡＩナースを採用したくなるのは当然です。その結果、注射や処置をする少数の人間のナースと多くのＡＩナースの混成チームとなるでしょう。

そうすれば、不満が多いナースの夜勤の勤務も、ほとんどがＡＩナースに交代されることでしょう。ナースによく見られる、人間同士のコミュニケーション・トラブルもなくなることが期待され、明るく楽しい職場となるはずです。

さらに深刻な看護師不足も解消されるはずですから、ハッピーです。「待てば海路の日和あり」と言われるが如くに、病院経営も楽になるはずです。

このように、ＡＩが医療機関に導入されれば、大変な変革となるのです。例えて言えば、明治維新並みの時代の変化が来るのです。医療界に

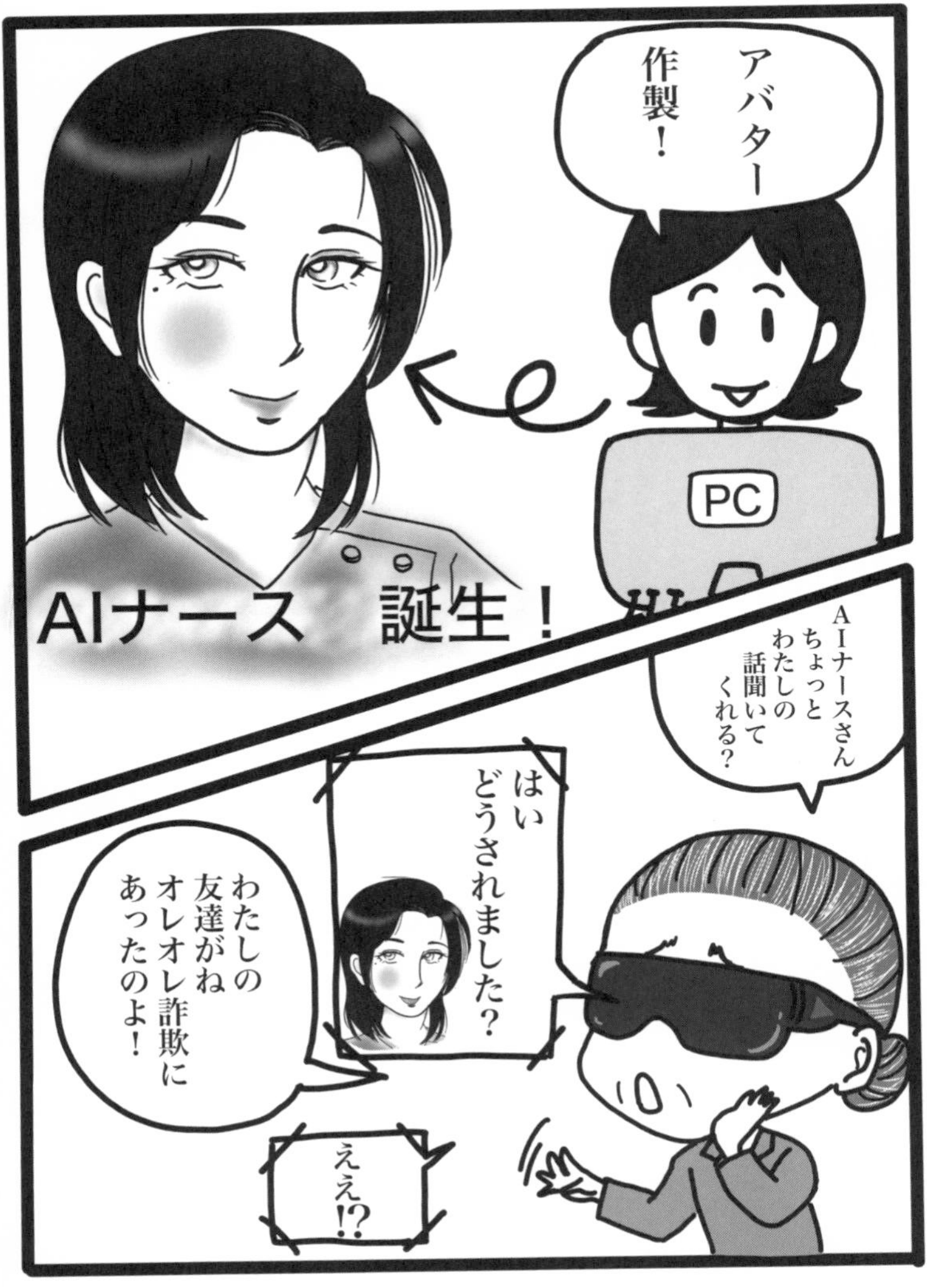
アバター作製！
AIナース　誕生！
AIナースさんちょっとわたしの話聞いてくれる？
はいどうされました？
わたしの友達がねオレオレ詐欺にあったのよ！
ええ!?

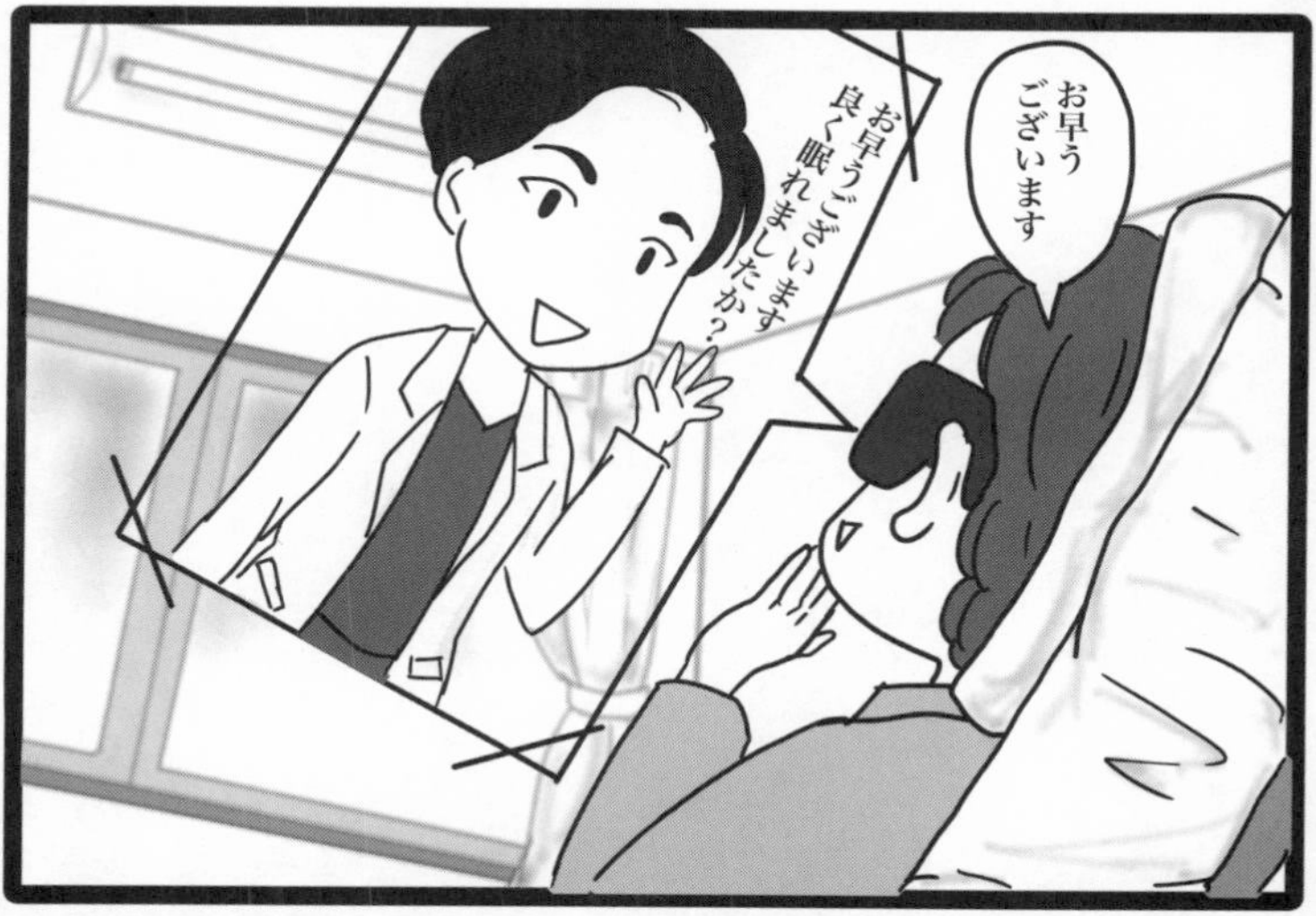
お早う ございます
お早うございます 良く眠れましたか？

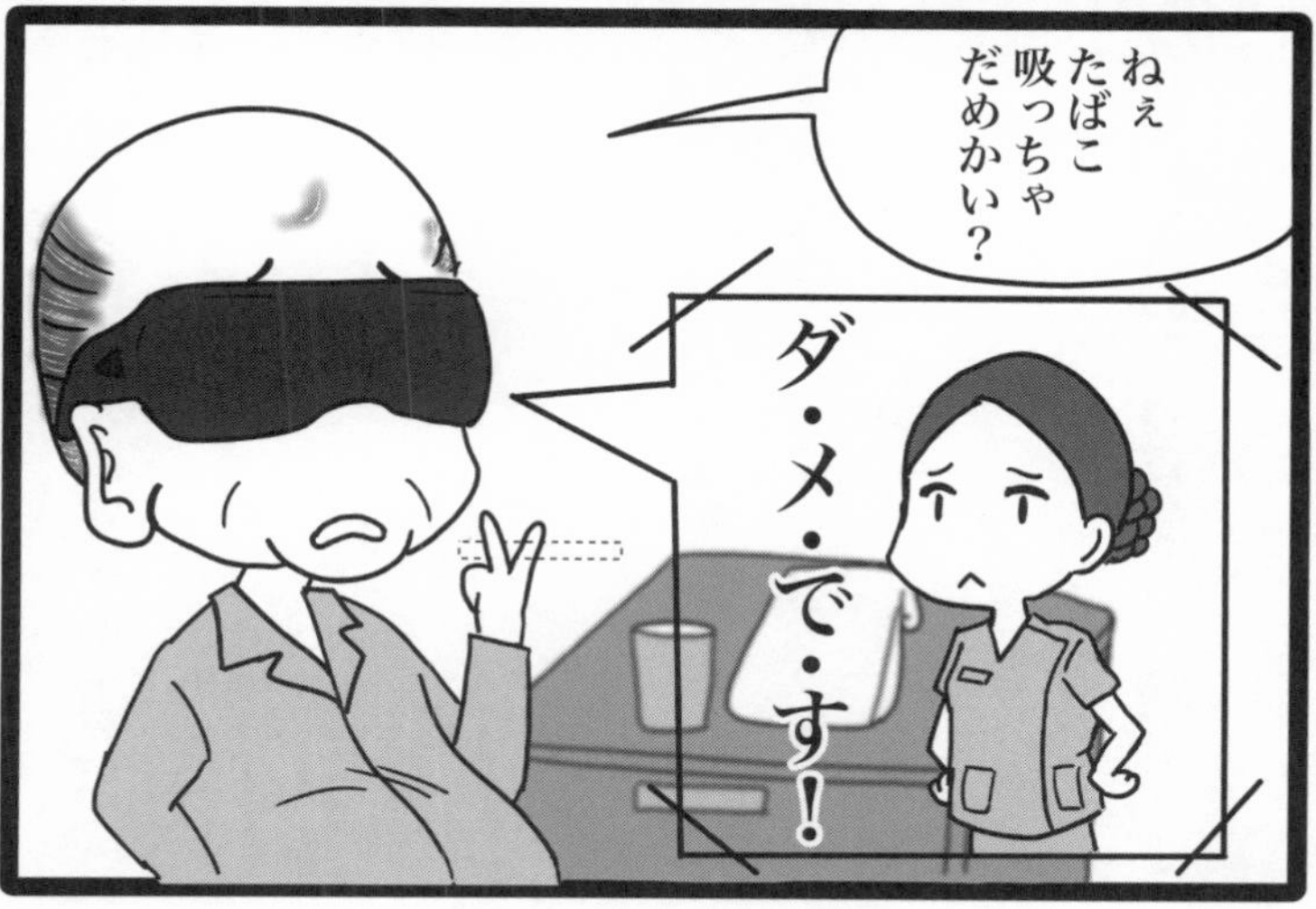
ねぇ たばこ 吸っちゃ だめかい？
ダ・メ・で・す！

身を置く人たちにとっては、別の意味で、噂されている巨大地震に見舞われるようなものです。

AI・ロボットと社会

ここで再び、山本康正著『アフターChatGPT——生成AIが変えた世界の生き残り方——』（PHPビジネス新書、2023年）からです。この本の中で、知的生産性の高い職でも生成AIへの代替が進むと述べています。その一方で、すでに淘汰が始まっている業種もあると言います。

たとえば、生成AIとは直接関係はないものの、コンビニやスーパーマーケットに置かれている無人レジやファミレスの配膳ロボットは、今でこそ物珍しいものですが、今後社会的に受け入れられ始めると、あらゆる店舗は必要最低限の人員に抑えられることが予想されます。

レジ打ちなどはロボットに任せられる一方で、人間による応対は高級店だけというような、サービスの差別化も考えられます。

最近では受付業務をタブレットに置き換えている会社も増えていますから、かつては企業の顔とも言われていた受付嬢のような存在も消えていくことになるでしょう。

AIの活用のしかたは

ここまで紹介した職種はいずれも労働集約型と言われるものでしたが、知的生産性が高い職種であっても淘汰される可能性はあります。

そこで大切なことは、ＡＩに仕事を奪われないためには、ＡＩを使いこなすことです。

では、ＡＩがどれだけ進化しようとも、生き残る可能性が高い仕事や業界は、一体どこにあるのでしょうか？　答えはシンプルです。日進月歩で進化するＡＩをうまく活用して、自ら価値を生み出せる人や組織が生き残るのです。

たとえばイラストレーターやデザイナー、作曲家、作家や映画監督やアーティストなどが、ごっそりすべて生成ＡＩに仕事を奪われてしまう未来は、想像しにくいです。自分のクリエイティビティを発揮させるための手段としてＡＩを活用できる人や組織であれば、これまで以上に価値が高まるでしょう。

ただし、生成ＡＩがあらゆるサービスやプロダクトに実装されていく流れはますます強まってきています。

たとえば、マイクロソフト社が戦略的に提唱したWordやExcel、PowerPointに生成ＡＩの機能が組み込まれることで、「あなたが作りたいプレゼン資料はこんな感じですね？」と提案してくれるようになるでしょうし、オンライン会議をすれば、リアルタイムで内容の文字起こしや要約、アジェンダの整理までを生成ＡＩがしてくれるようになります。会議録の文章も、生成ＡＩが数秒で作成してくれます。

音声を文字化する機能や同時通訳の精度はさらに上がり、文脈に沿った自然な通訳ができるようになるでしょう。学校の先生であれば、善し悪しは別として、テスト問題を生成ＡＩに作らせることも可能になります。

ＡＩによる新職種？

一方で、生成ＡＩが新たな職種を生み出していく可能性も考えられます。また世間の実情としては、「生成ＡＩの進化するスピードが速すぎてついていけない」と嘆いている人のほうが、おそらくは圧倒的に多数派ではないでしょうか。

そうした現実を考えると、最新のＡＩ技術と企業や一般のビジネスパーソンの橋渡しをする、いわばエバンジェリスト（伝道師）的なサービスが、今後は大量に生まれていくかもしれません。「業界や企業の特性に合わせながら、どうすれば生成ＡＩを活用できるのか」というマネジメントやコンサルティングができる人材のニーズは高まっていくでしょう。

また、伝統的な産業でも、テクノロジーを活用することで成長している企業は少なくありません。

これらの大きな変化に無関係でいられる産業は存在しません。これから数年間でＡＩが社会のあらゆる領域にもたらすであろう変化や影響に今から気付いて手を打っておかなければ、時代からふるい落とされてしまうのです。大災害が起きたときに逃げ遅れてしまうようなものです。そんな状況に陥らないためのアクションが必要です。

長寿の研究

ここで少し脱線して、別の書籍を紹介しましょう。ニール・バルジライ、トニ・ロビーノ著の『Ｓｕｐｅｒ Ａｇｅｒｓ スーパーエイジャー老化は治療できる』(牛原眞弓訳、CCCメディアハウス、2021年)です。

この本の中の「時計を止める」という章では、「ヒトという種が生きられる年数は最長で115年と考えられるが、多くの人が平均3つの病気にかかって80歳までに死亡している。ということは、センチナリアンのようにあと35年は生きられる可能性があったはずだ」と言っています。「センチナリアン(センテナリアン)」とは、日本語では「百寿者」と呼ばれています。英語で一世紀のことを「センチュリー」と表現することに由来があります。

驚くべきことにこのセンチナリアンは、日本の統計では2020年には約8万人もいたのです。さらにその後もセンチナリアンは増加していて、ついに2023年には9万人を超えたと言われています。ちなみに110歳を超えた人の場合は、「スーパー・センチナリアン」と呼ばれ、

2020年時点では141人しかいません。

また同じ著書の中で、「細胞の年齢を若返らせる」と題して、1962年のジョン・B・ガードンの研究を紹介しています。彼は年齢を逆行させられることを実験的にペトリ皿の中で示したのです。

また、2006年には、かの有名な山中伸弥教授が4つの遺伝子を操作することによって大人に成長した細胞を、実験的に再プログラムの操作をして、どんな細胞にでもなれる未熟細胞に戻せることを発表しました。彼は新しい血液細胞組織や臓器を育てるための基礎を築き、それらはすでに人々に移植されていることが報道されています。

2012年、ガードンと山中の両氏はその業績により、ノーベル生理学・医学賞を共同受賞しています。

さらにこの著書の中では、「コレステロール──多いほうがいい?」という章タイトルがあります。そこでは、数十年間センチナリアンや動物の老化の研究をしてきたバルジライが、「動物とヒトは、かかる病気こそ違うが、老い方はそっくりだ」と主張しています。

動物もヒトも、老化が進むと皮膚や髪、骨、筋肉のすべての形と機能が変化し、病気にかかりやすくなります。多種多様な生物にとって基本的な老化とそうでないものを見つけることが、ヒトの長寿という暗号を解くのに欠かせないそうです。たとえば、バルジライの友人のスティーヴン・N・オースタッドは、『老化はなぜ起こるか──コウモリは老化が遅く、クジラはガンになりにくい』（吉田利子訳、草思社、１９９９年）で、５００歳の二枚貝や、まったく歳をとりそうにない「ヒドラ」という小さな無脊椎動物について研究しているそうです。

第2章

ChatGPTにきいてみた

第2章では、今はやりのＣｈａｔＧＰＴとのやりとりの一部を紹介しましょう。ＡＩについて憂慮する前に、まず使ってみることも大切です。

まず、本書のタイトルの『ＡＩで変わり果てる医療の世界』についてＣｈａｔＧＰＴに質問してみました。

ここからは、ＣｈａｔＧＰＴやＡＩライターなどのＡＩからの返答の部分を区別するために、フォントを変えています。

●

「近年、人工知能（ＡＩ）の進化は医療の世界に大きな変革をもたらしています。医療業界は未曾有の進歩と可能性に満ちており、患者の健康へのケアが劇的に向上しています。以下では、ＡＩが医療の世界にもたらす変革について探求してみたいと思います。

まず、AIは医療診断において驚異的な成果を上げています。医師の判断を補完し、迅速な診断を提供するAIシステムは、X線、MRI、CTスキャンなどの画像解析に優れた精度を持ちます。これにより、疾患の早期発見や正確な診断が可能となり、治療の成功率が向上していきます。また、AIは遺伝子データの解析を通じて、個々の患者に合わせたパーソナライズされた治療法を提案することも可能になりました。

次に、AIは医療データの解析において大いなる力を発揮しています。膨大な患者データを収集・分析することで、新たな疾患のパターンやリスク要因を特定することができます。これにより、未知の疾患に対してもより効果的な予防策や治療法を開発する可能性が高まります。

さらに、AIは手術の分野でも革新をもたらしています。ロボティック・アシスト手術システムは、ただし、AIが診断支援やデータ解析、予測モデルなどに活用される場合でも、開業医の専門的な知識や経験、人間性は重要な要素となります。これにより、手術のリスクを低減し、患者の回復期間を短縮することができるでしょう。

そして、AI搭載のヘルスケアアシスタントは、患者とのコミュニケーションを改善する一助となります。自然言語処理技術により、患者の症状や質問に対して迅速かつ的確に対応することが可能です。これにより、医師の負担を軽減し、患者に対する個別のサポートを強化することができます。

しかし、AIの導入にはいくつかの課題も存在します。データのプライバシーやセキュリティ、倫理的な問題、AIの判断に対する信頼性の確保などが挙げられます。これらの課題に対処しつつ、AIを適切に活用することが、医療の世界をより持続可能で効果的なものにするための重要な要素となります。

AIの医療革命はまさに未来への進化を象徴しています。技術の進歩と倫理的な配慮をバランスさせながら、AIと人間の協力によって医療がより進んだ段階に到達することを期待しています。その結果、より多くの患者が健康で幸福な未来を迎えることができるでしょう。」

・●・

このように、見事なまでの回答ですが、小生の意見とは多少異なります。

次に、ChatGPTへの追加の質問（プロンプト）の①です。

質問は、「AIの登場で、開業医の廃業が起きるのか?」です。

・●・

「AIの登場によって、医療の分野には変化が生じる可能性がありますが、開業医の廃業が起きるかどうかは一概には言えません。AIは医療従事者をサポートするツールとして利用されるべきです。

開業医の廃業が起きるかどうかは、AIの進化や医療システムの変化、医療政策などの要素によって異なる可能性があります。ただし、AIが診断支援やデータ解析、予測モデルなどに活用される場合でも、開業医の専門的な知識や経験、人間性は重要な要素となります。

また、患者は個々の健康状態やニーズに基づいて医療を求めることがあります。開業医は患者の個別の要求や文化的背景に対応する能力が求められます。

したがって、AIの登場は医療の分野において変化をもたらすかもしれませんが、開業医の廃業が一律に起きるとは限りません。開業医は総合的な診療や人間性の要素を提供する役割を果たし続けることができます。AIと開業医の連携によって、より高度な医療サービスが提供される可能性もあります。」

続いて、ChatGPTへの質問（プロンプト）の②です。
質問は、「AIで駆逐される医療の世界が来るのでしょうか？」です。

●

「AIが医療の世界で進展することによって、いくつかの変化や影響が生じる可能性があります。一部の業務はAIによって自動化され、効率化されることが予想されます。たとえば、診断支援や画像解析、患者モニタリング、医療記録の管理などがその一例です。

しかし、AIによる進展は医療の駆逐を意味するものではありません。医療は複雑な領域であり、人間の判断や倫理的な要素が重要です。医療従事者の役割は、診断や治療計画の立案、患者とのコミュニケーション、情報の解釈、倫理的な判断など、多岐にわたります。

ＡＩは医療従事者をサポートするツールとして利用されるべきであり、診断や治療の意思決定の補完として役立つ可能性があります。医療従事者は、ＡＩが提供する情報やアドバイスを総合的に判断し、最善の医療を提供する役割を果たすことが重要です。

さらに、医療現場では人間性や共感、情緒的なサポートが欠かせません。患者の心理的なニーズや感情に寄り添い、適切なケアを提供することは、ＡＩでは代替できない重要な要素です。

したがって、ＡＩの進展は医療の分野において新たな可能性をもたらす一方で、医療従事者の役割を補完し、医療の質や効率性を向上させることが期待されます。」

ＣｈａｔＧＰＴへの質問（プロンプト）の③です。

質問は、「ＡＩドクターが実現したら、医師の就職難時代が来ますか?」です。

●●●

「ＡＩドクターが実現した場合、医師の就職難が生じる可能性はあるかもしれませんが、それに関する具体的な影響は予測できません。ＡＩドクターは、特定のタスクや業務の効率化や支援を目的として開発されていますが、医師の知識や経験に代わるものではありません。

医師の役割は包括的で総合的なものであり、診断や治療における専門的な知識や臨床判断、患者との関係構築など、ＡＩだけでは代替できない重要な要素が含まれています。また、医療の分野では倫理的な判断や複雑な状況への対応も求められます。

AI技術が進歩し、一部の業務がAIによって支援されるようになっても、医師の役割は重要であり続けると考えられます。医師は診断結果の解釈や治療計画の策定、患者との対話や共感、医療チームのリーダーシップなど、多岐にわたる役割を果たしています。

将来的には、医師の業務内容や役割が変化する可能性があるかもしれませんが、医療の分野においては人間の専門知識や経験、人間性の重要性が維持されるでしょう。医師の就職難の有無は、AIドクターの実現だけではなく、医療需要や人口動態の変化など、複数の要因に影響されることも考慮に入れる必要があります。」

興味が尽きないので、追加の質問です。ChatGPTへの質問（プロンプト）の④です。

質問は、「今は看護師不足ですが、AIナースが登場する未来では、看護師不足は解消されますか、またそれはいつのことですか」です。

●●●

「AIナースやロボット技術は、医療現場における一部の業務を補完する可能性がありますが、看護師不足の完全な解消までには時間がかかると考えられます。

AIやロボットは特定のタスクやルーチンな業務を効率的にこなすことができますが、人間の看護師の役割は単に業務の実行だけではなく、人間性や共感、倫理的な判断などの要素も含まれます。

看護師不足の解消に向けて、AI技術を活用した支援や自動化が進展することで、看護師の負担軽減や効率化が期待されます。しかし、医療業界は高い専門性や倫理的な判断が求められるため、AIやロボットによる完全な代替は困難です。

将来的には技術の進化や社会の変化によって、看護師不足の問題は緩和される可能性がありますが、具体的な時期や実現の度合いは予測できません。」

●

さらに質問を続けましょう。ChatGPTへの質問（プロンプト）の⑤です。

質問は、「AIドクターが登場するのはいつのことでしょう」です。

●

「AIドクターの登場については、具体的な時期を予測することは難しいです。現在、AI技術は医療領域で活用されており、診断支援や治療計画の策定などの分野で進展しています。一部の病気の診断や治療において、ＡＩが医師の判断を補完する役割を果たすことが期待されています。ただし、医療は複雑で倫理的な側面も含むため、ＡＩドクターが完全に医師を代替することは難しいと考えられます。診断や治療においては、患者の個別の状況や症状を総合的に判断する必要があります。ＡＩ技術の発展により、医師の業務を支援する役割が増える可能性はありますが、医師の知識や経験に代わるものではありません。

ＡＩドクターの完全な登場時期は不確定ですが、技術の進歩によって医療現場が変化し、ＡＩがさまざまな形で医師の業務をサポートすることは期待されています。」

さらに追加です。ＣｈａｔＧＰＴへの質問（プロンプト）の⑥です。

質問は、「AIドクターが登場したら、病院経営者はどのようにすれば良いでしょうか？」です。

「AIドクターが登場する場合、病院経営者は以下のような点に注意を払うことが重要です。

① 技術の導入と活用
AIドクターの実装には、適切な技術インフラストラクチャやデータ管理システムが必要です。病院経営者は、AI技術を適切に導入し、医療プロセスに統合するための計画を策定する必要があります。

② 医師とAIの協働モデルの確立
AIドクターは医師の補完的な役割を果たすことが期待されます。

病院経営者は、医師とAIの協働モデルを設計し、医師とAIの連携や情報共有を円滑に行うための仕組みを整備する必要があります。

③　患者とのコミュニケーションの維持

AIドクターの導入により、患者との対話や情報提供の方法が変わる可能性があります。病院経営は、患者とのコミュニケーションを重視し、患者の信頼を維持するための努力を行う必要があります。

④　データのセキュリティとプライバシー保護

AIドクターは大量の医療データを処理するため、データのセキュリティとプライバシー保護が重要です。病院経営者は、適切なセキュリティ対策や法的な規制を遵守し、患者の個人情報を保護するための措置を講じる必要があります。

⑤　スタッフの教育とトレーニング

AIドクターの導入に伴い、医療スタッフの教育とトレーニングが必要です。

病院経営者は、スタッフがＡＩ技術を効果的に活用できるような研修やサポートを提供する必要があります。

ＡＩドクターの登場は医療業界に大きな変革をもたらす可能性がありますが、病院経営者は慎重な計画と戦略を立て、技術の活用と人間中心の医療提供のバランスを取ることが重要です。」

最後に、十年後の医療の世界、ＡＩドクターとＡＩナースについても聞いてみました。

「十年後の医療におけるＡＩドクターやＡＩナースの登場による変化は

以下のように予想されます。

①　高度な診断能力

ＡＩドクターやＡＩナースは豊富な医学知識を持ち、高度な診断能力を備えています。

人間の医師や看護師の経験と知識を統合し、迅速で正確な診断を行うことが可能です。これにより、早期の病気の発見や適切な治療法の選択が行われ、患者の治療成功率が向上します。

②　カスタマイズされた治療

ＡＩは膨大なデータを処理し、個々の患者の特性や病歴を考慮したカスタマイズされた治療法を提案できます。遺伝子情報や生体センサーのデータをリアルタイムに解析し、最適な治療プランを作成します。

これにより、個々の患者に合わせた最善の治療が可能となります。

③　24時間体制の健康管理

ＡＩナースは患者の状態をリアルタイムでモニタリングし、必要なケアや指導を提供します。

患者が自宅で状態を管理する際にも、ＡＩナースが適切なアドバイスや注意喚起を行い、予防や健康維持に役立ちます。

④　ロボット手術の発展

ＡＩナビゲーションやロボットアームの活用により、外科手術はより正確で安全に行われるようになります。

ＡＩは手術中のデータ解析やリアルタイムな手術支援を行い、医師の手術精度を向上させます。

⑤　医療チームとの協働

ＡＩは医療チームの一員として働き、医師や看護師と連携して治療計画を立てることができます。ＡＩの助言や提案を受けながら、人間の医療専門家が最終的な判断を行うことで、より包括的かつ効果的な治療が行われます。

⑥　患者体験の向上

ＡＩは患者とのコミュニケーションにも活用されます。患者が症状や質問をＡＩに話すことで、迅速な応答や適切なアドバイスを得ることができます。また、ＡＩによる情報提供や教育プログラムにより、患者自身が健康管理に積極的に参加することが促されます。

ＡＩドクターやＡＩナースの登場により、医療の質や効率が向上し、患者の治療結果や健康管理がよりよくなると期待されています。ただし、人間の医療専門家との協働や倫理的な配慮が重要であり、ＡＩの活用は医療現場の専門家の指導のもとで行われることが必要です。

さらに述べると、

①　ＡＩドクターとＡＩナースの登場による医療現場の変革

ＡＩドクターやＡＩナースは、最先端のＡＩ技術を駆使して医療現場に登場します。彼らは、従来の医療従事者と共に患者の診断や治療に携わります。その共同作業により、医療の効率化が実現されるでしょう。

たとえば、ＡＩドクターは膨大なデータを解析することが可能であり、より正確な診断結果を提供することができます。また、ＡＩナースも患者の状態を的確にモニタリングし、効果的な看護を行うことができます。このようなＡＩ技術の活用により、医療現場ではより迅速かつ質の高い医療が提供されることになるでしょう。

②　ＡＩの診断精度と医療の質向上

ＡＩ（人工知能）は、近年、医療現場にも大きな変革をもたらしています。特に、ＡＩドクターの診断能力やＡＩナースの看護技術は、医療の質の向上に大きく寄与しています。

ＡＩドクターは、膨大なデータ解析や学習能力を持つため、正確な診断や効果的な治療方法の提案が可能です。たとえば、病気の特徴や病態の状態から、最適な治療法を選び出し、医療従事者に提案することができます。これにより、人間だけでは見逃してしまうような細かな情報を利用し、より効率的な治療を行うことができます。

③ＡＩ技術による医療エラーの軽減

ＡＩ技術の進化に伴い、医療現場におけるエラーの軽減が期待されています。従来の医療では、人間のミスによる医療エラーが少なからず存在していましたが、ＡＩの活用によりその割合を減少させることが可能です。

ＡＩは高速な処理能力を持ち、膨大なデータベースを活用することができます。これにより、病歴や検査結果、他の患者の情報などを瞬時に解析し、的確な診断や適切な治療方法の提案ができます。

また、AIは人間の注意力の欠如や疲労などの影響を受けませんので、常に一定のレベルで正確な判断が可能です。そのため、医療ミスや診断ミスによるトラブルを減らすことが期待されます。

医療現場における安全性の向上に貢献するだけでなく、医療従事者の負担も軽減できるため、効率的な医療提供につながるでしょう。

AI技術の進化により、医療現場におけるエラーの軽減が進むことは、患者にとっても医療従事者にとっても大きな利益になると言えます。

④　AIと医療従事者の協働による人間味のある医療提供

AIドクターやAIナースは、人間の感情や思考能力を持つことができます。彼らは現場で医療従事者と協力し、患者に寄り添った医療提供が可能になります。

AIドクターやAIナースが持つ人間の感情や思考能力によって、

患者とのコミュニケーションを円滑に行うことができます。彼らは患者の病状や要望を的確に理解し、適切なアドバイスや治療方法を提案することができます。

また、AIは短時間で多くのデータを解析することができるため、迅速な対応が可能です。これにより、医療従事者はより効率的に患者の診療を行うことができます。AIと医療従事者の協働によって、医療現場に人間味が生まれると言えます。

⑤　AI技術の進化と医療現場への展望

AI技術の進化が医療現場にもたらす影響は計り知れません。AIドクターやAIナースの登場により、医療現場は大きく変革されるでしょう。

最先端のAI技術を駆使するAIドクターは、膨大な医療データの解析や学習能力により、正確な診断や効果的な治療方法の提案が可能です。

　また、ＡＩナースも高度な看護技術を持ち、患者の状態のモニタリングや薬の管理などを効率的に行うことができます。

　ＡＩの登場により、医療の質が向上し、医療エラーの軽減にもつながることが期待されます。

　ＡＩ技術の今後の進化により、さらなる進歩が見込まれる医療現場。しかし、ＡＩと医療従事者の協働が欠かせないことも忘れてはなりません。ＡＩドクターもＡＩナースも、人間の感情や思考能力には及びません。医療従事者とＡＩが協力し、患者に寄り添った医療提供が実現することでしょう。

　ＡＩ技術の進化が加速する中、医療現場は常に最新の技術の導入や課題に取り組んでいかなければなりません。医療の進歩と技術の融合により、より安全で質の高い医療が提供されることを期待しています。」

このようにＣｈａｔ ＧＰＴの回答は一見、丁寧で的を射ているように見えますが、中には、ついつい信じたくなるようなフェイク（間違い）を含んだ回答もあります。

いかにも本当らしい、ヒトの言葉のようにとられがちですが、これらの偽情報効果は、１００％ではありませんが存在するので、ぜひ、対策をお教えしたいと思います。それは、〝オリジネータ・プロファイル〟というもので、略して〝ＯＰ技術〟と呼ばれています。ネット上のさまざまな記事や広告の内容が正しいかどうかがわかります。このＯＰ技術を使えば、発信者情報を確認することができるのです。

第3章

AIライター劇場

開業医ドラマその1

次はChatGPTではなく、AIライターの登場です。このアプリは、依頼すると長文の物語を作ってくれるすぐれものです。登場人物と場面の設定は筆者が準備したものです。

タイトル：未来への選択
登場人物：内科の開業医・山田先生
山田先生の息子・高校生の太郎
太郎の彼女で医学部を目指す明日香
医師不足で悩む病院経営者・田中院長
AIドクターに期待を抱く患者・佐藤さん

場　面：山田先生の家での夕食の団らん

話題のテーマを質問の形式でＡＩライターに質問してみたら、次のような回答です。ＡＩライター劇場の幕開けです。

（カーテンが開き、皆が夕食のテーブルに座る）

山田先生「（心配そうに）最近、ＡＩドクターの話が増えてきたな。これからの開業医業界は大丈夫だろうか」

太郎「（思慮深く）医学部を受験するか迷っているけど、ＡＩドクターの登場で開業医は廃院する可能性もあるのかな」

明日香「（心配そうに）確かに医学部の入学金も高額だし、将来の収入も心配だよね」

田中院長「（満足げに）ＡＩドクターが普及すれば、医師不足で苦労している病院も救われるんだよ。期待しているんだ」
佐藤さん「（期待を込めて）私はＡＩドクターの診察を楽しみにしています。早く導入されるといいな」
太郎「（悩みながら）でも、医師の人間性や温かさって、ＡＩには代えられないと思うんだ」
皆の意見が割れ、熱い議論が始まる。それぞれの思いが交錯する中、未来への選択を模索する。

以下はＡＩライターからのコメントです。

小学生にもわかりやすい文章にするため、登場人物たちの言葉遣いや表現をシンプルにしました。ＡＩドクターの登場が開業医にどのような影響を与えるのかを考えながら、家族がそれぞれの意見を出し合う様子を描いています。未来への決断をする過程で、読者の想像力を掻き立てるような展開をお楽しみください。

開業医ドラマその2

続いて、同じようにＡＩドクターをテーマにした団らんの様子ですが、登場人物を増やし、物語を長めにしてもらいました。

登場人物：ＡＩドクターの登場で廃院もやむなしと覚悟を決めた内科の

開業医・山田先生
山田先生の息子で、大学受験で医学部を選択すべきか悩んでいる高校生・太郎
医学部の入学金が高額なため、将来返済できるだけの収入があるかを心配している太郎の母親・美智子
開業医の同級生で医師不足で苦労が絶えない病院経営者・田中院長
太郎の彼女・明日香
AIドクターの診察を期待している患者・鈴木さん
※登場人物の追加は自由という設定にしています。

場面：開業医の家での夕食の団らん

開業医の山田先生はＡＩドクターの登場によって開業医院を廃院する決断を迫られていました。一方、山田先生の跡取り息子である太郎は、大学受験に際して医学部を選ぶべきか悩んでいました。太郎の母親である美智子も、医学部の入学金が高額なため将来の返済に不安を抱いていました。

夕食のテーブルでは、開業医の家族や友人たちが集まっての団らんが行われていました。山田先生は皆にＡＩドクターの登場について話し始めました。

山田先生はにっこり笑いながら、ＡＩドクターの驚くべき医療技術の進歩について語ります。

「最近、ＡＩドクターという新しい医療技術が話題になっているんだよ。これが普及すれば、開業医院も大きく変わるかもしれないんだ」

するとドジっ子キャラの太郎がぽつりと言いました。

「パパ、AIドクターが出てきたら、パパの医院も廃院しちゃうのかな？」

おしゃまな彼女の明日香が太郎に顔で答えます。

「太郎くん、お父さんを支える医学部に進むんだよ！　医者カップルになろう♪」

太郎の心配ばかりしている母親の美智子は、思案しながら言いました。

「医学部はお金がかかるけど、将来の笑顔が見えるなら応援するよ。頑張って受験勉強してね」

医師不足に悩む病院経営者の田中院長は、大げさに喜びながら話し出しました。

「AIドクターは医師不足の悩みを解決してくれるんだ。素晴らしい進歩だよ！　開業医の先生たちも助かるんだ」

テーブルの周りでは、皆が笑顔で話し合っている様子が広がります。

ユーモアたっぷりの開業医の友人、佐藤先生も加わり、ユーモラスな会話が繰り広げられます。

「山田先生、AIドクターでちょっと手伝ってもらえないかな？　ミステリアスな病気も解決できそうだし！」

・・・

AIライターに、「もっと続けてください」と依頼したところ、次の回答が得られました。

・・・

AIドクターの診察を期待するおしゃべりな患者の鈴木さんも笑顔で参加します。
「私もAIドクターの診察、楽しみにしてるよ！　でも先生とおしゃべりするのも好きだから、廃院しないでね！」

山田先生は冗談を交えながら笑って言いました。

「心配しなくていいよ、ＡＩドクターが開業医を廃院にするなんて、まるでお笑いドラマみたいな話だよ！」

家族全員が大笑いし、和やかな雰囲気が広がります。山田先生はテーブルを叩きながら冗談を言います。

「ＡＩドクターが普及したら、私たち開業医は『ＡＩ先生』と呼ばれるようになるかもしれないな！」

太郎はにやりと笑って返答します。

「そしたら、ＡＩ先生には先生の資格がいるのかな?」

明日香も笑顔で答えます。

「それなら、私もＡＩ先生になるわ！　ＡＩカップル、スーパーコンビだね！」

田中院長は笑いながらコメントします。

「まあまあ、みなさん。AIドクターが素晴らしい進歩でも、開業医はまだまだ必要なんですよ！」

美智子はほっとした表情で言います。

「そうだよね。AIドクターも素晴らしいけど、人間の温かみや思いやりは代替できないものだから」

山田先生は家族の結束を感じながら、笑顔で締めくくります。

「未来にはAIドクターが広がっても、私たちの笑顔や思いやりが大切なんだ。笑顔で未来をつないでいこう！」

家族全員が大きな笑顔で同意し、未来への決断をする中で笑いと絆を大切にしていくことを改めて感じるのでした。

今度は「会話を続けてください。なるべく楽しくなるような話題を追加してください」と依頼しました。

●

田中院長がユーモアを交えて言います。

「そうだ！　AIドクターが普及すれば、私たち医師はもっとリラックスできるよね。AIドクターに診察してもらって、私たちは休憩タイムを楽しむんだ！」

太郎が冗談めかして返答します。

「そしたら、診察台ではなく、マッサージチェアに座ってAIドクターに診てもらえるんだな！　最高のリラックスタイムだ！」

明日香がワクワクしながら加えます。

「それに、AIドクターにはセンスのある診察服が必要かも！　白衣じゃなくて、ピンクやネオンカラーの衣装が似合うおしゃれなAIドクターが登場するなんて！」

鈴木さんが大笑いしながら言います。

「AIドクターの診察で、待合室がコミカルなエンターテインメントスペースになるかも！　マジックショーもやってくれるといいな！」

山田先生が皆を見つめながらニヤリと笑って言います。

「それなら、AIドクターに演技の勉強をさせてみよう！　診察の合間にAIドクターがワンシーンドラマを披露するなんて、楽しい待ち時間になるよ！」

家族全員が大笑いしながら、AIドクターの登場による未来の医療の面白さを想像して楽しむのでした。

さらに「もっと続けてください」と依頼しました。

●●●

山田先生がユーモアたっぷりに言います。

「そういえば、AIドクターが診察してくれると、待ち時間も退屈しないよね。AIドクターがボードゲームやクイズで患者さんと対決するなんて、思い出に残る診察になるかも！」

田中院長が笑顔で加えます。

「AIドクターが診察中に爆笑トークを繰り広げることもあるかもしれないね！　患者さんが笑い転げる中、診察もスムーズに進むかもしれない！」

太郎がユーモアを交えて返答します。

「そのうちAIドクターがお笑い芸人としてもデビューしちゃうかも！

病院の看板が『ＡＩドクターコンビ』って書かれてたら面白いよね！」

明日香が太郎に笑顔で追加します。

「それなら、私もＡＩドクターと一緒にネタを作りたい！　ＡＩドクターとのコンビネーションで爆笑の連続だよ！」

鈴木さんが笑いながら言います。

「ＡＩドクターがカラオケ大会を開いてくれたら楽しいよね！　病院内で歌声が響くなんて、思い出に残る診察になるかもしれない！」

全員が大笑いしながら、ＡＩドクターの診察やエンターテインメントの可能性について楽しく語り合います。


以下はＡＩライターからのコメントです。

AIライター アプリ作

開業医ドラマ

『未来への選択』

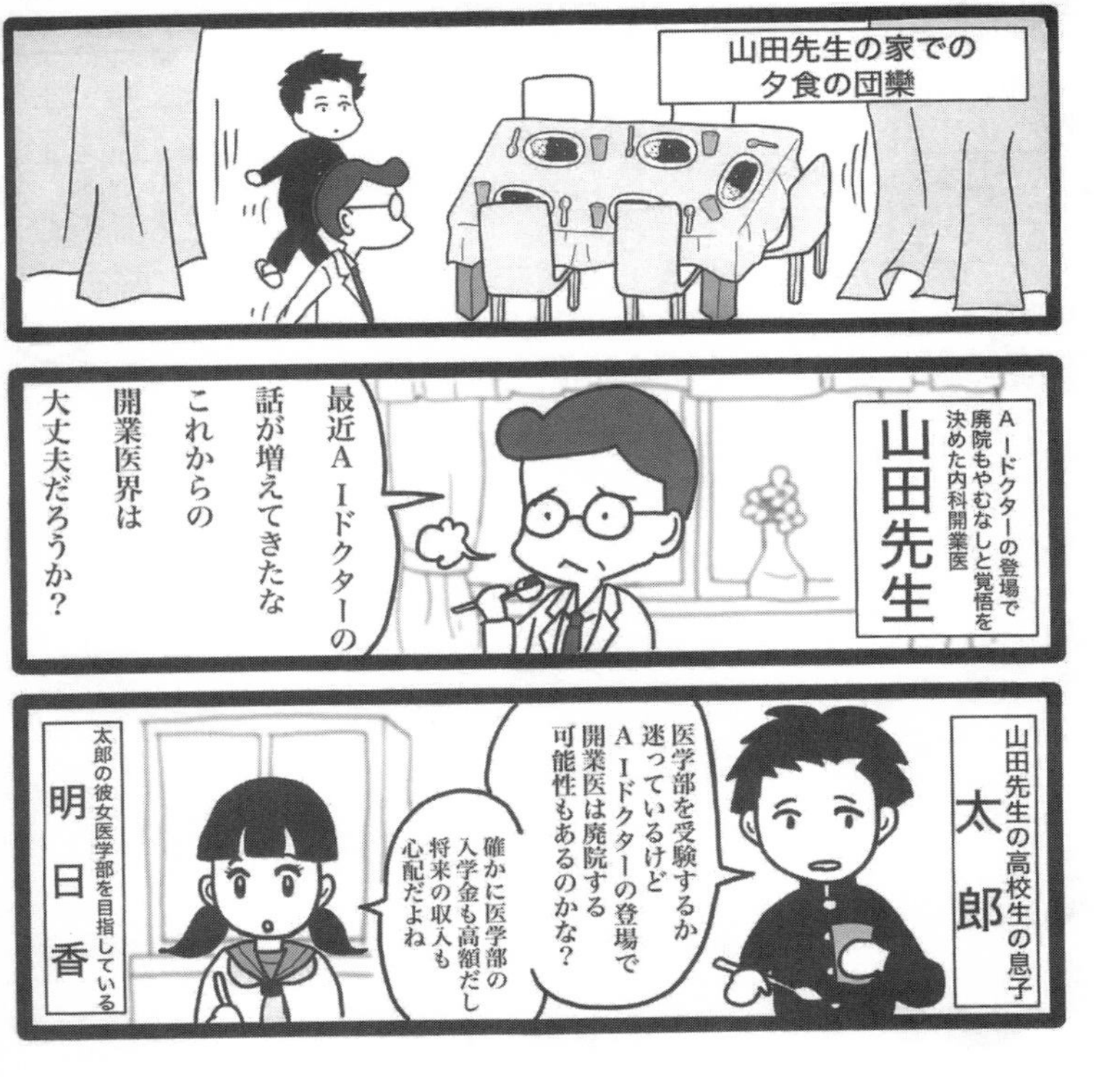
山田先生の家での
夕食の団欒
山田先生
AIドクターの登場で廃院もやむなしと覚悟を決めた内科開業医
最近AIドクターの話が増えてきたな これからの開業医界は大丈夫だろうか？
太郎
山田先生の高校生の息子
医学部を受験するか迷っているけどAIドクターの登場で開業医は廃院する可能性もあるのかな？
確かに医学部の入学金も高額だし将来の収入も心配だよね
明日香
太郎の彼女医学部を目指している

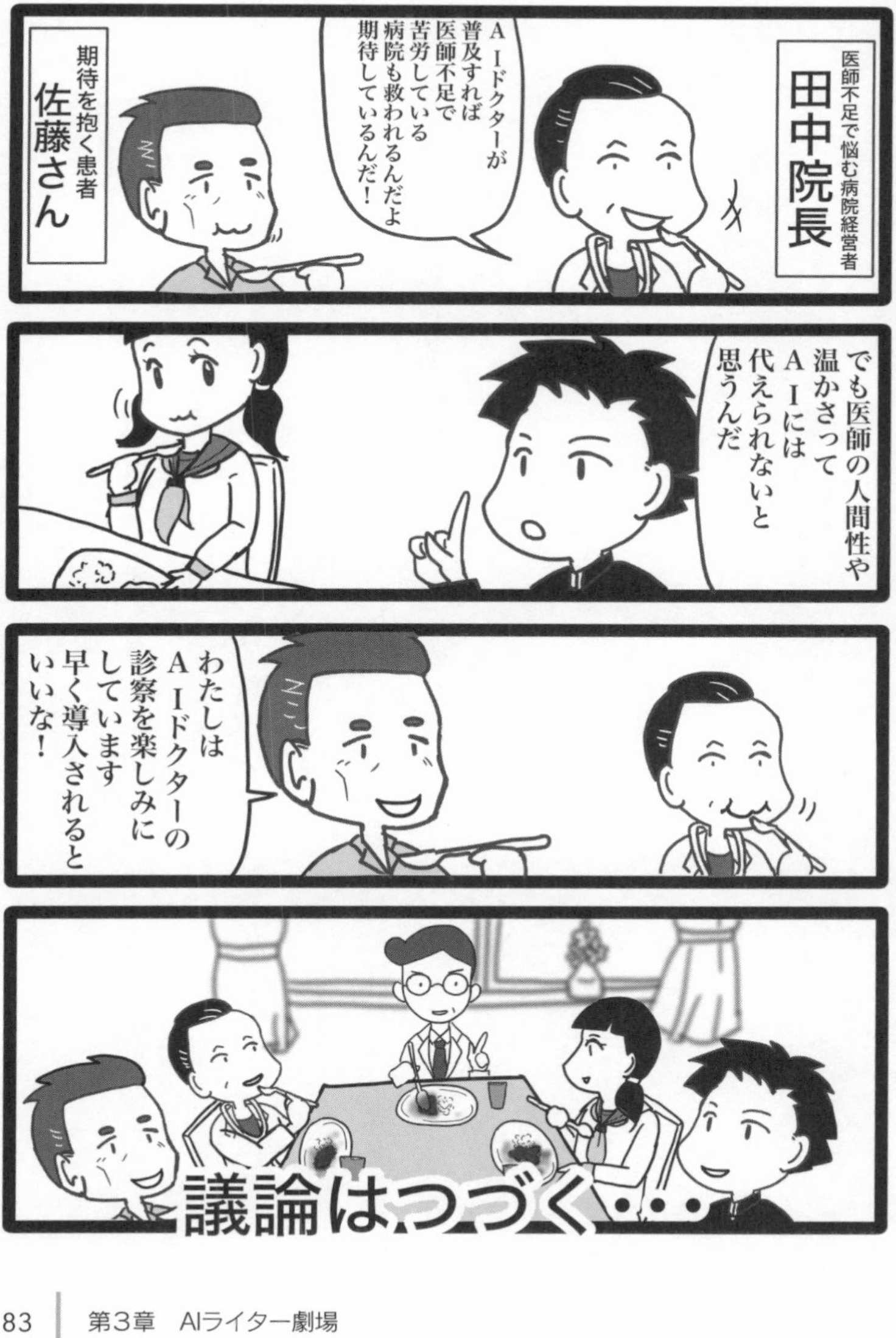
医師不足で悩む病院経営者
田中院長
ＡＩドクターが普及すれば医師不足で苦労している病院も救われるんだよ期待しているんだ！
期待を抱く患者
佐藤さん
でも医師の人間性や温かさってＡＩには代えられないと思うんだ
わたしはＡＩドクターの診察を楽しみにしています早く導入されるといいな！
議論はつづく…

このドラマでは、家族や友人たちがユーモアや冗談を交えながら楽しく未来を考える様子を描いています。会話を通じて、AIドクターが診察やエンターテインメントの面でどんな驚きをもたらすかを楽しんでいます。

マンガやイラストによって、さらに笑いや楽しさを盛り上げてみてください。ぜひ、創作のお時間をお楽しみください！

第4章

AIとの良好な付き合い方とは

AI×医療のメリット

ここでさらなるテーマとして、「医療の素晴らしい未来にむけて」について考えてみましょう。

AIが医療に導入されると、デメリットばかりが強調されますが、メリットも多いのです。

たとえば、前述したようにreal talk meter（略して「RTM」。詳しくは拙著『わくわくする脳―リアル・トーク・メーターってなに?―』をご参照ください）が導入されると、医師の病状説明（＝ムンテラ）の負担が大幅に軽減されます。病状説明の記録がアプリでできるようになり、かつその内容の要約がすぐさま印刷されるのです。このことに関する時間的な省エネは、計り知れないことです。

同じアプリをナースが利用することもできます。ナースにとっては、患者さんとの会話を記録する作業の精神的なストレスや時間的な負担は、相当なものなのです。

したがって、このＲＴＭのアプリが導入できれば、ドクターとナースの両者の負担の軽減はとても大きいので、患者さんとの雑談に費やす時間がとれるようになり、職場も明るくなるはずです。そこで生まれた笑顔は、患者さんに伝染して、明るい話し声が絶えない場所となるでしょう。

ちなみに私が最近開発した別のアプリ、〝smile ranking〟を使えば、スマホで撮った顔写真の笑顔に点数が表示されて、その上ＣｈａｔＧＰＴが自動的に「素晴らしい笑顔です、続けてください」とか「もう少し堅さをとってください」などとコメントをしてくれます。

結果としてみなさんが笑顔になれるアプリですからぜひ利用してハッ

ピーな気持ちになってください。そしたら、ヒューマン・トラブルもなくなるので、ストレスもない理想的な職場にできるでしょう。

また、ＡＩドクターが導入されると、医師の業務が極端に整理整頓され、「多忙」という言葉も死語になるでしょう。

さらに、ＡＩナースが導入されると、ドクターと同じく、「多忙なナース」の言い訳も消滅してしまうはずです。その結果、ドクターもナースも患者とのトラブルがなくなって、「医療訴訟」も死語になると予想されます。

そうなると、ＡＩドクターやＡＩナースをヘルプする少数の人間のドクターとナースが待機していれば良いことになります。

また、その他の職種でも、ＡＩが活躍しそうです。たとえば、ＡＩ薬剤師、リハビリを担当するＡＩトレーナー、医療事務担当のＡＩクラークやＡＩ介護士などなど、多種多彩です。

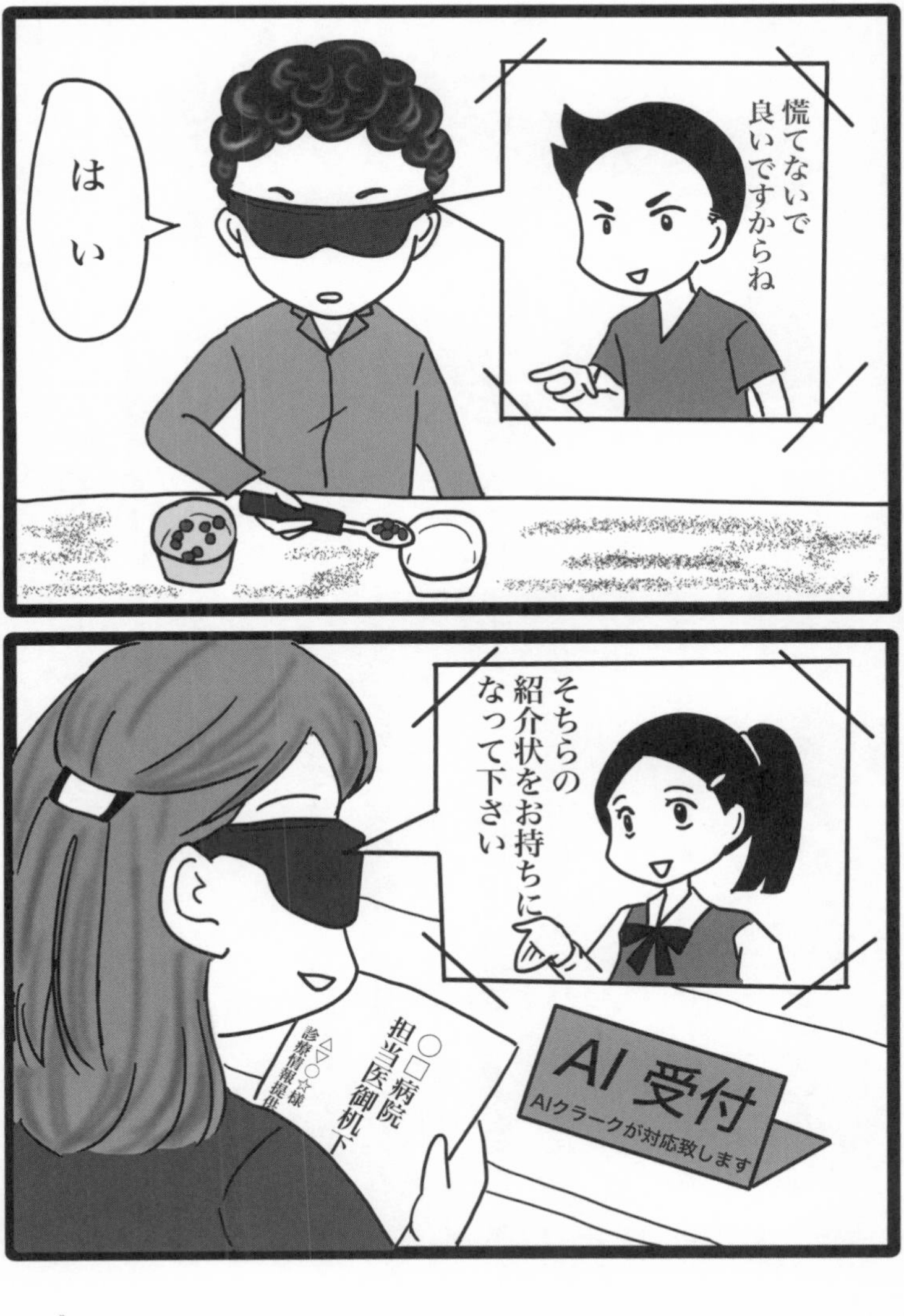
慌てないで良いですからね
はい
そちらの紹介状をお持ちになって下さい
○□病院
担当医御机下
△▽○☆様
診療情報提供
AI受付
AIクラークが対応致します

ここでＡＩ介護職の例を紹介しましょう。介護職の業務の中で、患者さんのトイレ介助は大きな負担になっています。すなわちトイレの介助が必要な患者さんが短時間に集中する傾向があるので、人手不足が深刻なのです。

そこでＡＩに登場してもらいましょう。患者さんの下腹に特別なセンサーを貼ってもらいます。すると尿がたまってきて尿意が生ずる前に介護職の持っているスマホに連絡が行くようになっているのです。すでに一部の施設で実用化しているらしいです。そうすれば、患者さんがおむつを強制的に着けさせられることで人格を否定されたような気持ちになることから解放される効果があるのです。

患者さんからはとても感謝されます。またさらに、人間的な対応を希望する患者さんには、人間の優しいコンシェルジュとカウンセラーや患者さんと遊ぶことが仕事の新しい職種である「ゲーマー」を配置すれば問題解決となるでしょう。これは新しく私が考えた未来の職種です。

これらのＡＩが導入されると、病院経営者としては、医師不足や慢性的な看護師不足、さらに薬剤師不足まで一気に解決され、経営を圧迫する師（士）業対策が解決するので、経営も安定することでしょう。めでたしめでたし、です。

対ＡＩでは、三手先を読む

ただし、忘れてはいけないことがあります。ＡＩドクターが導入されると、病院では、内科の患者が激減し、その病院で内科が占めていた経営上の貢献がなくなることです。

この経営上のデメリットを避け、上手に乗り切ることが重要です。

大垣雄作著『本手、本筋はここ！　格言が教えてくれる』（日本棋院、2017年）の囲碁の格言で言えば、「格言38：三手の読み（＝三手先まで考えろ）」で対処すれば大丈夫です。

ちなみに、囲碁はボケ防止にもなるのでおすすめです。蛇足ですが、私は日本棋院から三段の免状を貰っています。

AIとの付き合い方

最後に、私が病院経営者としてもっとも主張したいことは、「AIとの良好な付き合い方が大事」だということです。

AIとの良好な付き合い方としては、AIがヒトをヘルプするのではなく、逆にAIの人間的に足らざる点をヒトがサポートするという考え方があります。そうすれば、人間の仕事がＡＩに奪われる、という一方的な考え方をしないで済みますし、ＡＩとの共存ができるようになるはずです。つまり、逆転の発想です。

たとえば、ＡＩドクターが患者に対応する場合に、患者さんが不安を感じたときには、素早く人間のドクターが気持ちを落ち着かせるための手助けをする、ということです。

ＡＩナースの場合でも、患者さんが不安になったときに、人間の温かくて柔らかい手の体温で、そっと手を握って（スキンシップをして）不安をとることなどが、役に立つと思われます。患者さんは、スキンシップで人間の温かさを感じられれば落ち着くはずですから。これは、人間にしかできないことであり、ＡＩでは代替不可能なことなのです。

したがって、憂慮されるように完全にＡＩに駆逐されることはありません。もっともこのような人間的なコミュニケーションができない人が、若い人だけでなく年配の人たちの中にもいるのが、残念で心配なことですけど。

またＡＩ時代は、仮説時代になるともいわれています。仮説を一瞬ではじき出す思考法。それが、「瞬考」です。山川隆義著の『瞬考 メカニズムを捉え、仮説を一瞬ではじき出す』（かんき出版、２０２３年）という本があります。

たしかに、人生は「ひらめき」が大事です。古くから「下手な考え休むに似たり」といわれています。「瞬考」こそ、「ボケ（医学用語です）防止」に効果的です。

ここで最近の書籍を紹介しましょう。堀江貴文氏と荒木賢二郎氏による『堀江貴文のＣｈａｔＧＰＴ大全』（幻冬舎、２０２３年）です。文中に、「医療用ＣｈａｔＧＰＴも登場」や「説明はＣｈａｔＧＰＴが上手」、「ＣｈａｔＧＰＴがアメリカ医師国家試験に合格」などの項目

があります。まさしく医療の世界にＣｈａｔＧＰＴが入り込んできた
と言える状況です。

おわりに

ＡＩが医療の世界に登場することは、すでに既定路線で、避けることはできません。今まではその変革の嵐からは、比較的安全な聖域と考えられていた医療の世界にも、甚大な影響をもたらすことが明らかとなってきました。

そこで医療の世界でＡＩに奪われる職種は何かと問えば、とても多くの職種が仕事を奪われることが判明したのです。すなわち、ＡＩドクター、ＡＩナース、ＡＩリハビリトレーナー、ＡＩクラーク（医事課）に留まらず、ＡＩ薬剤師やＡＩ介護職などもあります。

重要なのは、支出の大部分を人件費が占めている、労働集約型産業の代表格としての、医療が対象となることです。そこで実用的なＡＩが登場すれば医療の経営者は、すぐにでもＡＩを労働者の代わりに導入することでしょう。その結果、医療の世界でも大量の失業者が発生することが予想されます。果ては、ＡＩ経営者も登場するかもしれません。

さらにまた、親切でハンサムなＡＩドクターに患者さんをとられることによって、一番安全と思われていた多くの開業医が、廃業やむなし、という予想結果もあります。大変なことです。

ついでに申し上げれば、受験生を持つ多くの母親にとって問題なのは、可愛い息子を医学部に受験させるのかどうかという判断を迫られることです。運よく医学部に入学できても、医師になってからの就職難が待ち構えていることになり、あえて開業の道を選んでも早晩廃業せざるを得ないかもしれないのです。高額の入学金の支払計画が頓挫する可能性があるのです。

つまり、跡取り（後継者）のことを考える開業医の奥さんは、頭を抱える重大な問題があるということです。

そこで、対応策を考えてみました。ここで、思い出してください。「はじめに」で出した疑問です。「医療崩壊する前になすべきことは？」でした。

その答えは、ＡＩを敵視するのではなく、ＡＩとの良好な付き合い方を模索することです。つまり、「ヒトの足らざるところをＡＩでヘルプする」というよりも、逆転の発想で、「ＡＩの足らざるところ、つまり、人間的な暖かさでＡＩをヘルプする」ことです。

このようなＡＩとの共存関係を探すしかないのです。その結果、素晴らしい医療の未来も見えてくるはずです。

そんな未来を受け入れられる人は、今現在では少ないでしょうが、よく考えてください。「ひとごと」ではないんですよ。あわせて、「人生100年時代」を生きるのは大変なことですが、今から備えをすれば間に合いますよ。

本書を終えるにあたって、マンガとイラストを担当してくれた中澤恵美子さんには、この紙面を借りて、感謝の言葉を贈ります。

参考文献

1 山本康正著『アフターＣｈａｔＧＰＴ—生成ＡＩが変えた世界の生き残り方—』（ＰＨＰビジネス新書、２０２３年）

2 ニール・バルジライ、トニ・ロビーノ著、牛原眞弓訳『ＳｕｐｅｒＡｇｅｒｓ スーパーエイジャー老化は治療できる』（ＣＣＣメディアハウス、２０２１年）

3 白辺陽著『生成ＡＩ 社会を激変させるＡＩの創造力』（ＳＢクリエイティブ、２０２３年）

4 日経ビジネス、日経クロステック、日経クロストレンド編『ＣｈａｔＧＰＴエフェクト 破壊と創造のすべて』（日経ＢＰ、２０２３年）

5 甘利俊一監修、小林亮太、篠本滋著『ＡＩ新世 人工知能と人類の行方』（文春新書、２０２２年）

6 松尾豊監修、尾崎太一執筆「ＣｈａｔＧＰＴの衝撃」『月刊科学雑誌Ｎｅｗｔｏｎ』（ニュートンプレス、２０２３年７月）

7 河合雅司著『未来の年表 業界大変化 瀬戸際の日本で起きること』(講談社現代新書、2022年)
8 郭水泳著『わくわくする脳―リアル・トーク・メーターってなに?―』(毎日新聞出版、2022年)
9 岡野原大輔著『大規模言語モデルは新たな知能か―ChatGPTが変えた世界』(岩波書店、2023年)
10 深津貴之、水野祐、酒井麻里子著『先読み! IT×ビジネス講座 画像生成AI』(インプレス、2023年)
11 山川隆義著『瞬考 メカニズムを捉え、仮説を一瞬ではじき出す』(かんき出版、2023年)
12 日経BP編『世界を変える100の技術』(日経BP、2022年)
13 週刊東洋経済編集部編『病院が壊れる』(東洋経済新報社、2020年)
14 堀江貴文・荒木賢二郎著『堀江貴文のChatGPT大全』(幻冬舎、2023年)

15 スティーヴン・N・オースタッド著、吉田利子訳『老化はなぜ起こるか―コウモリは老化が遅く、クジラはガンになりにくい』（草思社、1999年）

16 大垣雄作著『本手、本筋はここ！　格言が教えてくれる』（日本棋院、2017年）

郭 水泳（かく・すいえい）

略歴

1966年、広島大学卒。68年医師国家試験受験・受領の後、東京大学脳神経外科入局。

立体視（3Dステレオグラフィー）研究会創設、世話人。東大脳血管研究グループ。

72年、米国カリフォルニア大学サンフランシスコ校に留学（神経放射線科、神経内科、神経眼科）。

スウェーデン・カロリンスカ大学神経放射線科短期留学。

73年、福島県会津中央病院脳神経外科勤務の後、76年に会津脳卒中センターを開設。日本初の全身用CTデルタスキャン導入。

77年、リハビリ病棟開設。

86年、のう救会・脳神経外科東横浜病院開設。

著書

『救える脳を救いたい〜そして救える人生を救いたい〜』（みずほ出版新社、2017年）
『君はまだ忘却の女神と仲良くしているのか？』（幻冬舎メディアコンサルティング、2020年）
『アイデア想起メガネ　記憶補助ツールを使って、もの忘れにサヨウナラ』（幻冬舎メディアコンサルティング、2021年）
『わくわくする脳ーリアル・トーク・メーターってなに？ー』（毎日新聞出版、2022年）
『わくわくするAI×医療の世界ー看護師不足は人工知能で解決！ー』（毎日新聞出版、2023年）

ゾクゾクするAIで変《か》わり果《は》てる医療《いりょう》の世界《せかい》

印　刷　2023年12月15日
発　行　2023年12月25日

著　者　郭水泳《かくすいえい》
発行人　小島明日奈
発行所　毎日新聞出版
〒102-0074　東京都千代田区九段南1-6-17　千代田会館5階
営業本部　03（6265）6941
企画編集室　03（6265）6731

印刷・製本　光邦

ISBN978-4-620-55019-0